CAS D'EMPOISONNEMENT

PAR LE BLEU DE PRUSSE

CAS

D'EMPOISONNEMENT ACCIDENTEL

D'UN ENFANT DE CINQ ANS,

DÉTERMINÉ PAR L'INGESTION D'UN FRAGMENT DE
TABLETTE DE COULEUR; (BLEU DE PRUSSE OU CYANURE DE FER).

OBSERVATION SUIVIE DE CONSIDÉRATIONS
SUR LE DANGER QUE PRÉSENTENT CERTAINS JOUETS D'ENFANTS,
ET SUR LES MOYENS PROPRES A LE PRÉVENIR;

PAR

LE DOCTEUR PAILLON,

DE SAINTE-FOY-LÈS-LYON,

Membre de la Société impériale de médecine de Lyon.

LYON,

IMPRIMERIE D'AIMÉ VINGTRINIER,

Quai Saint-Antoine, 35.

1860.

CAS

D'EMPOISONNEMENT

PAR LE BLEU DE PRUSSE.

(Lu à la Société de médecine de Lyon, le 5 novembre 1860)

Messieurs,

Le cas d'empoisonnement par le bleu de Prusse, que je vais rapporter, soulève une question fort importante d'hygiène publique. Il est de nature par conséquent à mériter votre attention (1).

Voici d'abord le fait, puis nous verrons les considérations qui s'y rattachent non seulement sous le double rapport toxicologique et médical, mais encore et surtout sous le rapport de l'hygiène.

Dans le courant du mois de mai dernier, un enfant, âgé de 5 ans, s'amusait dans la chambre de sa mère à colorier des images en compagnie de ses frères ; et comme le vase qui contenait l'eau destinée à délayer ses couleur avait été renversé, notre petit peintre ne crut avoir rien de mieux à faire que de porter à ses lèvres, pour l'humec-

(1) Ce travail a été adressé à M. le Sénateur chargé de l'Administration du département du Rhône, pour être placé sous les yeux du Conseil d'hygiène et de salubrité.

ter de salive, une tablette de couleur bleue qui lui était utile dans le moment pour enluminer une fleur, tablette qui n'était autre que du bleu de Prusse ou cyanure de fer, ainsi que mes notions en chimie me l'avaient fait pressentir, et que l'a démontré ultérieurement l'analyse. A l'instant où il exécutait cette petite mais imprudente opération, un de ses frères en passant près de lui, lui pousse le coude ; la tablette brusquement introduite sous l'arcade dentaire se brise en deux fragments à peu près égaux et l'un des fragments se trouve rapidement porté par l'action de la langue dans l'isthme du gosier. Pris immédiatement d'une certaine suffocation déterminée par l'occlusion mécanique du larynx, l'enfant se précipite du côté de sa mère pour lui demander secours ; pendant ce temps les mouvements de déglutition ont pour effet d'opérer la descente du corps étranger dans l'estomac, et les phénomènes de suffocation cessent instantanément. Instruite de la cause de cet accident, et en redoutant avec juste raison les funestes conséquences, la mère m'envoie chercher en toute hâte. Je me trouvais fort heureusement chez moi dans ce moment et, après m'être enquis de la couleur de la tablette avalée, j'eus la précaution de me munir de quelques paquets d'émétique et d'un flacon d'alcali volatil, médicament dont je suis toujours pourvu en cas de nécessité pressante. Arrivé près du petit malade que je trouvai riant et ne se doutant naturellement pas du danger de sa position, mon premier soin fut de lui faire ouvrir la bouche, dans le but de titiller la luette et de provoquer le vomissement. Pour plus de rapidité même, j'essayai de lui introduire brusquement le doigt dans le fond de la gorge. Par suite d'un mouvement de la tête en arrière, cette tentative demeura sans résultat. Je voulais recommencer cette manœuvre, mais l'enfant effrayé refusa obstinément de s'y prêter une seconde fois et maintint les mâchoires fortement serrées l'une contre l'autre. Jugeant inutile de recourir à l'emploi de la force pour vaincre sa résistance et, d'autre part, ne voulant pas perdre un temps précieux à parlementer, je renonçai à ce premier moyen et, après avoir fait dissoudre dans un verre d'eau sucrée tiède un des paquets d'émétique de 5 centigrammes que j'avais apportés avec moi ; j'en fis prendre coup sur coup, de fortes gorgées à l'enfant. Au bout de cinq minutes, montre en main, il y eut un premier vomissement de chyme blanchâtre, parfaitement homogène et dénué de toute espèce de coloration suspecte, à ce point que j'hésitais à croire à l'ingestion du morceau de la couleur en question. Sur les réponses affirmatives de la mère et surtout de l'enfant qui me montra l'autre moitié restante de la tablette, je me décidai à faire prendre une nouvelle dose de la solution antimoniée, et trois minutes après, de nouveaux efforts de vomissement aboutissaient à l'expulsion d'une grande quantité de matières chymeuses, mais cette fois d'une nuance bleue fortement accusée. Dès lors il n'y avait plus de doute pour moi sur le séjour de la substance vénéneuse dans l'intérieur de l'estomac, et comme les matières vomies ne la contenaient pas, et qu'en raison de la brièveté relative du temps écoulé depuis l'ingestion (une demi-heure), je jugeai que la dissolution complète n'avait pu s'opérer, je fis avaler un nouvelle dose d'émétique qui fut bientôt suivie d'une abondante déjection de liquides glaireux fortement teints en bleu, mais non encore accompagnés *du corps du délit*. Dès lors administration immédiate d'une quatrième dose vomitive, et presque tout de suite après, rejet de la substance minérale, nageant au milieu d'un liquide bleu, noirâtre, tant la solution était concentrée. Cette substance était ramollie à l'extérieur, mais l'intérieur, ainsi que j'ai pu m'en convaincre en essayant de l'écraser sous mes doigts, l'intérieur avait conservé sa cohésion et sa dureté ordinaires. Après ce résultat satisfaisant, devais-je suspendre l'action du vomitif ou la continuer ? J'avoue que, préférant dépasser le but, plutôt que de m'exposer à rester en-deçà, je n'hésitai pas à pousser les évacuations jusqu'à ce qu'elles ne présentassent plus aucune trace de coloration. Ce fut l'affaire de deux nouveaux vomissements. Dans le premier les matières n'offraient plus qu'une teinte légèrement bleuâtre, et dans le second, cette teinte avait complètement disparu. Les matières expulsées n'étaient plus constituées que par une assez grande quantité de bile et l'excipient du vomitif. En conséquence, là s'arrêta l'administration de la mixture stibiée, et je ne songeais plus qu'à combattre un ptyalisme fort abondant et à calmer le petit malade par une potion appropriée, lorsqu'il fut pris subitement d'accidents nerveux très-graves. Je le vis en effet tourner sur lui-même et s'affaisser ; les jambes ainsi que les bras se raidir et s'agiter violemment, la tête se déjeter en arrière et les yeux rouler convulsivement dans leur orbite. Il n'y avait pas à se tromper sur la nature de ces phénomènes morbides et sur la cause qui les produisait. Ils décelaient évidemment la migration dans les centres encéphalo-rachidien d'une certaine quantité d'acide cyanhydrique qui entre dans la composition du bleu de Prusse et qui avait été mise en liberté par les réactions chimiques de l'estomac. Sans perdre donc une minute, je passai vigoureusement et itérativement sous le nez de l'enfant le flacon d'ammoniaque que j'avais à ma disposition et quelques secondes après, avec une rapidité aussi heureuse que remarquable, j'obtenais la cessation complète des turbulentes aberrations du système nerveux et le retour de l'enfant à la connaissance. Ces accidents conjurés, je prescrivis un lavement fortement purgatif en vue de débarrasser le tube intestinal des particules vénéneuses qu'il pouvait contenir, puis une potion avec un gramme d'ammoniaque à prendre de temps à autre et, après deux heures d'attente employées à surveiller l'administration de ces médicaments et l'état de l'enfant, je me retirai.

J'ai revu dans la soirée mon petit malade qui, à part un notable affaissement produit sans aucun doute autant par les efforts de vomissements répétés que par l'action du poison, se trouvait dans une situation extrêmement satisfaisante.

Le lendemain matin, il ne restait plus trace des accidents de la veille, et l'enfant se livrait aux exercices et aux jeux de son âge avec la même ardeur qu'antérieurement.

Ce fait, Messieurs, se recommande à votre attention par plusieurs circonstances qu'il me paraît utile de mettre en relief. Notons avant toute chose la terminaison si heureuse qui l'a suivi ; terminaison due, sans contredit, à la nature comme à l'opportunité des moyens mis en œuvre. Il n'est pas douteux, en effet, que si le produit cyanuré eût séjourné plus longtemps dans les voies digestives et que si l'évacuation complète n'en avait pas été poursuivie avec persévérance, l'enfant n'eût certainement succombé. La dose de la matière toxique ingérée (environ 4 grammes) eût été plus que suffisante pour amener ce triste résultat. Il faut ajouter que dans cette conjoncture, l'ammoniaque m'a rendu un véritable et éminent service et que c'est à cet agent que doit être incontestablement attribuée la répression si prompte des désordres nerveux, tributaires habituels de l'acide cynhydrique introduit dans l'intimité de nos organes. J'ai eu la satisfaction de constater que ses effets antagonistes et neutralisateurs ont été aussi efficaces que les effets du poison ingéré sont rapides et délétères. Le créateur de la science toxicologique, Orfila, dans son Traité des poisons, édition de 1827, n'attribue pas une grande importance à l'ammoniaque comme antidote de l'acide prussique. Il a complètement modifié, plus tard, son opinion sur ce point. Je me rappelle en effet, qu'en 1837, alors que je faisais mes études professionnelles à la Faculté de Paris, je me rappelle avoir assisté à des expériences fort concluantes, exécutées par lui sur des animaux, en vue de prouver l'efficacité de ce moyen thérapeutique. L'habile toxicologiste introduisait une goutte d'acide hydro-cyanique sous la paupière d'un chien, et aussitôt que commençaient les symptômes d'empoisonnement, il forçait l'animal à respirer largement les vapeurs d'un flacon d'ammoniaque placé sous ses narines, et les perturbations dynamiques cessaient comme par enchantement. S'il dépassait une minute ou deux au plus, son intervention demeurait absolument frappée d'impuissance, et l'animal ne tardait pas à succomber. La condition *sine quâ non* du succès était donc, comme on le voit, l'administration de l'alcali en temps opportun, c'est-à-dire dans un moment très-rapproché de l'absorption de la substance vénéneuse. Ici, Messieurs, grâce aux précautions que j'avais prises avant de me rendre auprès du malade, cette condition a pu être heureusement remplie. L'application de l'antidote a suivi immédiatement les premiers signes révélateurs de l'action du poison et cette circonstance, sans aucun doute, n'a pas été étrangère au résultat définitif obtenu.

Une autre particularité importante à relever, concerne l'ordre suivant lequel s'est opérée l'expulsion de la tablette de couleur. Au premier abord, il est assez naturel de penser qu'elle aurait dû être rejetée avec les premières matières vomies. Il n'en est rien pourtant — Nous avons vu au contraire, que non seulement ces matières ne contenaient pas le sel cyanuré, mais qu'elles ne présentaient pas même les plus faibles stigmates de cette substance, de nature à fournir la moindre indication et à diriger le traitement. Ce fait s'explique sans doute par cette considération que la tablette de couleur glissant par l'effet de son poids sur le produit récent de la digestion et aussi par l'effet des mouvements anti-péristaltiques de l'estomac, a dû être portée tout de suite dans les parties déclives de cet organe et s'est ainsi trouvée soustraite à l'action des premiers vomissements. Quoi qu'il en soit de cette explication plus ou moins fondée et rationnelle, ce fait prouve en tous cas la nécessité, en matière d'empoisonnement, de ne pas s'en tenir aux premières évacuations qui peuvent être complètement insuffisantes pour éclairer le diagnostic et avoir pour résultat de conduire à une inaction funeste, surtout lorsque la substance toxique ingérée est à l'état solide et ne jouit pas d'une grande solubilité.

Enfin, Messieurs, l'observation dont je viens de vous tracer l'histoire, porte avec elle un autre enseignement.

Le but de la science est évidemment de prévoir. S'il est bon et consolant de guérir le mal, il me semble infiniment préférable de chercher à le prévenir. Nous ne sommes pas sûrs, tant s'en faut, de réaliser le premier de ces buts, si souvent au-dessus des efforts de l'art, tandis que nous pouvons toujours donner des conseils capables d'atteindre le second. Cette réflexion me conduit à conclure que : puisqu'il est avéré que le bleu de Prusse entre les mains des enfants, est susceptible d'occasionner de graves accidents, même la mort, et de plonger ainsi des familles dans le deuil et l'affliction, il est naturellement et logiquement indiqué de prohiber l'emploi d'un sel aussi dangereux, dans la fabrication des couleurs à l'usage de l'enfance. Et ce que je dis ici du bleu de Prusse peut s'appliquer avec non moins de raison à la plupart des substances qui entrent dans la composition de ces sortes de jouets. En effet, les tablettes jaunes, vertes et rouges, constituées par des sels de plomb, d'arsenic, de cuivre et de mercure, sont de nature à produire des accidents, sinon aussi prompts, en définitive tout aussi redoutables que ceux produits par le bleu de Prusse, et me paraissent, par conséquent, devoir être frappées de la même prohibition. Pourquoi placer entre les mains de jeunes enfants des couleurs minérales toutes éminemment toxiques, quoiqu'à des degrés divers, lorsque la nature, dans sa prévoyante sollicitude, a mis à notre disposition, avec tant de libéralité, des matières colorantes organiques complètement inoffensives ? Il n'y a pas à invoquer ici la condition secondaire du prix de revient et du bon marché. Outre que cette considération n'est pas admissible quand il s'agit d'intérêts aussi importants que ceux de la santé et de l'existence, elle n'aurait pas même le mérite d'être fondée dans l'espèce, car le règne animal et le règne végétal surtout peuvent fournir facilement et en abondance toutes les couleurs nécessaires à l'amusement des enfants. Elles sont si répandues et si à notre portée, qu'il n'est besoin que de se baisser en quelque sorte, pour en ramasser à discrétion. Ainsi, avec le tournesol, on peut faire un bleu convenable ; avec du jus d'épinards, un vert satisfaisant ; avec des baies de sureau ou des raisins de Corinthe, on obtient un joli violet ; avec le jus de réglisse, la couleur bois ; avec la garance, le rouge ; avec le safran, un très-beau jaune ; etc., etc. Toutes ces matières organiques combinées entre elles et additionnées d'une certaine proportion de poudre d'amidon et de gomme, sont aptes à former les diverses teintes dont l'enfant peut avoir besoin pour colorier ses gravures. Cette substitution aurait le triple et précieux avantage : de ne pas imposer aux enfants la privation d'un jouet important, d'être exempte de tout danger et enfin de réaliser le but qu'une industrie quelconque, grande ou petite, est tenue de rechercher, c'est-à-dire le bon marché, condition ordinaire du succès.

Une autre question corrélative à celle que je viens de traiter, ou plutôt qui s'y trouve implicitement contenue et sur laquelle je crois devoir également appeler votre attention, est celle-ci : Ne conviendrait-il pas d'étendre la prohibition que je provoque, à la vente des bons hommes en plomb et en bois, bergeries, arbres, animaux qu'on fabrique à Nuremberg et qu'on colorie ensuite au moyen des substances minérales dont j'ai fait ressortir l'inconvénient et le danger ? Il serait bien préférable à mon sens que ces jouets fussent livrés au commerce avec leur couleur naturelle, celle du plomb et celle du bois. Toutefois si les fabricants tiennent absolument à les peindre afin de leur donner plus d'attraits et d'en rendre le débit plus facile, ils devraient être tenus au moins de recourir pour cette opération à l'emploi de teintures végétales de la nature de celles que j'ai précédemment indiquées. En leur imposant cette obligation, on ne ferait d'ailleurs ici que ce qui a été si légitimement fait pour les bonbons qu'il est désormais défendu de teindre avec des substances minérales dont la nocuité a été si souvent mise hors de conteste. Sans doute l'importance n'est pas la même dans les deux cas et il n'y a pas à la rigueur d'assimilation à établir entre des objets dont le but exclusif est d'amuser les enfants, extérieurement, si je puis ainsi parler, et des bonbons de leur nature destinés à l'usage intérieur. Mais il peut arriver cependant que ces objets maniés par des mains nécessairement inexpérimentées soient accidentellement introduits dans la bouche et même dans l'estomac. — Je viens d'en fournir la preuve — or dans ce cas, ils présentent encore plus de danger que les bonbons colorés avec des sels minéraux et sont dès lors passibles de la même interdiction.

En vérité, Messieurs, si, comme on le dit et comme notre vanité se plait à le croire, nous sommes le peuple le plus spirituel de l'univers, il faut convenir que nous ne sommes pas le plus logique. Nous pensons d'une façon et presque toujours nous agissons d'une autre. Nos actes sont un démenti perpétuel donné à nos principes.—Pour ne pas sortir de l'ordre d'idées qui nous occupent, je ferai remarquer qu'en vue de protéger la santé individuelle et de prévenir de funestes éventualités, nous avons fait une loi fort sage qui soumet à des formalités rigoureuses la délivrance des poisons. C'est ainsi qu'il est sévèrement interdit aux pharmaciens et aux droguistes de vendre, même à des personnes très-majeures et en possession de leur complet discernement, des substances réputées toxiques, sans ordonnance de médecin ou sans une déclaration écrite et signée d'un chef de famille; et chose étrange! qui trahit notre légèreté et notre inconséquence, nous permettons au premier bazar venu de livrer à de jeunes enfants, sans aucune difficulté ni entrave, certains jouets qui ne sont rien moins que de violents poisons. Il y a dans ce fait une choquante et regrettable contradiction qu'il serait bien désirable de voir cesser dans l'intérêt des enfants, pour la sécurité des familles, non moins que pour l'honneur de la logique et de notre jugement.

Messieurs, la doctrine du laisser-faire et du laisser-passer, si ardemment préconisée par nos économistes modernes, peut avoir des avantages que je n'essayerai point de contester, mais ce qui me paraît non moins incontestable, c'est qu'appliquée à la bimbeloterie, cette doctrine présente de sérieux inconvénients. Les enfants, est-il besoin de le dire, ne sont pas assez clairvoyants et judicieux pour se protéger eux-mêmes et les parents n'ont pas toujours les connaissances scientifiques nécessaires pour les guider sûrement dans le choix de tous leurs jouets. Ils ont besoin que la loi les couvre de sa protection préventive. Dans l'état actuel de notre civilisation, avec nos mille besoins factices, avec nos goûts immodérés de luxe et de dépenses qu'on dit nécessaires à la prospérité du commerce et de l'industrie; alors que tout le monde est pressé de jouir, grands et petits, les jouets d'enfants ont acquis trop d'importance, pour permettre à la spéculation généralement peu scrupuleuse, d'agir au gré de ses intérêts et sans autre préoccupation que celle de la vente et du bénéfice à réaliser. Ils me paraissent donc devoir être à l'avenir l'objet d'une surveillance toute spéciale et plus rigoureuse que par le passé. Il y a quelques mois à peine, notre cité retentissait des alarmes d'une de ses plus honorables familles, dont l'enfant avait failli périr empoisonné en portant à sa bouche un de ces petits parasols, fabriqués avec du papier vert, que les marchands ambulants vendent sur les promenades publiques. C'est encore un jouet, quoique d'une autre nature, qui a causé les accidents que j'ai été appelé à combattre et que je dénonce aujourd'hui. Il y a donc nécessité d'intervenir. *Caveant consules*! et les consuls ici, ce sont plus particulièrement les honorables membres de cette Assemblée qui font partie du Conseil d'hygiène et de salubrité. C'est à eux, tuteurs officiels et compétents de la santé publique, qu'il appartient d'éclairer l'autorité supérieure et de provoquer ses décisions. L'éminent administrateur qui dirige les affaires du département a donné trop de preuves de son intelligente sollicitude et de son zèle dans toutes les circonstances qui touchent à l'hygiène et à la santé générale, pour refuser son concours dans une question qui intéresse l'enfance à si un haut degré. Le demander, c'est l'obtenir.

www.ingramcontent.com/pod-product-compliance
Lightning Source LLC
LaVergne TN
LVHW012017170826
845678LV00004BA/1530

9782329631158